AF401448

APPAREILS A FUMIGATIONS.

DESCRIPTION

DES

APPAREILS A FUMIGATIONS,

Établis, sur les dessins de M. D'ARCET, à l'hôpital Saint-Louis, en 1814, et successivement dans plusieurs Hôpitaux de Paris, pour le traitement des Maladies de la peau.

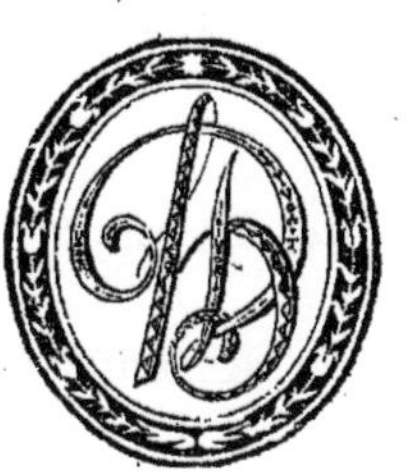

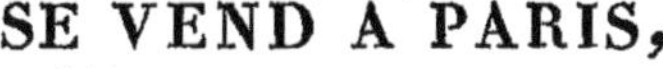

SE VEND A PARIS,

CHEZ MADAME HUZARD (née VALLAT LA CHAPELLE),
Imprimeur des Hospices civils, rue de l'Éperon, N°. 7.

1818.

CONSEIL GÉNÉRAL D'ADMINISTRATION

DES HOPITAUX, HOSPICES CIVILS ET SECOURS DE PARIS.

Extrait des Registres des Délibérations du Conseil général.

Séance du 17 décembre 1817.

Le conseil général,

Vu le rapport qui lui a été présenté dans sa séance du 23 février 1816, par deux de ses membres, sur les appareils à fumigations établis en 1814 à l'Hôpital Saint-Louis;

Vu son arrêté du 29 octobre dernier, qui autorise la gravure des plans de ces appareils;

Attendu l'utilité de ces appareils pour le traitement des maladies de la peau, et les demandes qui lui sont journellement adressées sur leur construction et l'emploi qu'on en peut faire;

Sur le rapport de l'un des membres:

Autorise l'impression à mille exemplaires du rapport ci-dessus relaté, et de la description des appareils;

Autorise également la vente d'une partie des mille exemplaires à un prix qui sera ultérieurement déterminé.

Le présent sera adressé à la 2me. Division.

Fait à Paris, le 17 décembre 1817.

Signé le duc DE LA ROCHEFOUCAULD, *vice-président.*

Pour extrait conforme :

Le secrétaire général, Signé MAISON.

Vu par M. le conseiller d'État, préfet du département de la Seine,

Signé DE CHABROL.

OBSERVATION PRÉLIMINAIRE.

ON s'est beaucoup occupé, depuis plusieurs années, des moyens de guérir la gale, les dartres et les autres maladies de la peau.

On n'entreprendra pas d'indiquer toutes les méthodes qui ont été proposées et suivies ; elles sont décrites avec beaucoup d'exactitude et de talent dans les journaux de médecine, et notamment dans le *Dictionnaire des Sciences médicales* (1).

Le but de l'Administration, en publiant le rapport et la description des appareils à fumigations, établis sur les dessins de M. D'ARCET, dans plusieurs Hôpitaux, notamment à Saint-Louis (2), est de faire connaître comment ces appareils doivent être construits, la manière de s'en servir, et les effets qu'on peut en obtenir. L'utilité bien reconnue de ces appareils, les résultats favorables qu'ils ont procurés, ont aussi déterminé à

---

(1) Article *Fumigation*, par MM. Hallé et Nysten ; article *Gale*, par M. Fournier ; les autres articles sur les maladies de la peau.

(2) Des appareils à une place ont été établis à l'Hôtel-Dieu et à la Maison d'Accouchement ; plusieurs sont commandés ou en construction pour la Maison royale de Santé, l'hôpital de la Charité, l'hôpital Saint-Antoine. Un appareil à douze places, semblable en tout à celui de Saint-Louis, a été construit dans l'hôpital militaire du Val-de-Grâce, par ordre du Ministre de la guerre.

cette publication. C'est, d'ailleurs, le seul moyen de répondre aux nombreuses demandes qui sont journellement adressées par les Ministres de l'intérieur, de la guerre et de la marine, par les administrateurs des Hospices de départemens, et par beaucoup d'étrangers.

RAPPORT

FAIT

AU CONSEIL GÉNÉRAL DES HOSPICES,

Dans sa Séance du 28 février 1816,

Par M. Mourgue et M. le duc de la Rochefoucauld, sur les droits respectifs de MM. Galès et d'Arcet, à l'invention et à la propriété des appareils à fumigations, introduits dans les Hôpitaux civils pour le traitement de la gale.

M. le Préfet de la Seine, vous a communiqué, le 24 janvier dernier, une lettre de M. le Ministre de l'intérieur, du 9 du même mois, par laquelle Son Excellence appelle l'attention du Conseil sur les services rendus par M. *Galès,* ancien pharmacien de l'hôpital St.-Louis, pour l'introduction des fumigations sulfureuses dans le traitement des maladies de la peau. Le Ministre rappelle que M. le Préfet a déjà provoqué son attention sur cette méthode curative due à M. *Galès;* que la Faculté de médecine lui avait adressé récemment un rapport constatant le résultat des expériences faites sous les yeux de ses Commissaires, confirmant, de la manière la plus complète, les avantages que le Jury, nommé pour constater les essais faits à l'hôpital St.-Louis, avait reconnus dans la méthode de traitement de M. *Galès.*

Le Ministre ajoute, dans sa lettre à M. le Préfet, que M. *Galès,* qui lui paraît digne de récompense pour d'aussi grands services rendus aux hôpitaux et à l'humanité, lui demande : 1°. de le nommer médecin de l'hôpital St.-Louis, pour le traitement des galeux soumis aux fumigations sulfureuses; 2°. de lui assurer une pension ou traitement viager de 6,000 francs par an, dont il offre d'abandonner la moitié pendant deux années, en raison des circonstances. Son Exc. exprime le regret de ce que les circonstances difficiles où nous nous trouvons, ne lui permettent pas de solliciter en faveur de M. *Galès* la munificence du Roi. S. Ex. pense que l'adoption de ce mode de traitement pour la gale apportant une économie considérable dans la dépense des traitemens à la charge des hôpitaux de Paris, le Conseil général jugera peut-être que la demande de M. *Galès* n'est pas exagérée, et qu'elle peut, sans dommage pour les hôpitaux, être payée sur leurs revenus.

Le Ministre prie M. le Préfet de mettre toutes ces considérations sous les yeux du Conseil, dont il attend l'avis.

M. le Préfet appelle votre attention sur l'objet de cette lettre.

Vous avez cru, Messieurs, devoir nommer une Commission pour examiner avec maturité les titres et le mérite d'une demande qui semble avoir obtenu la faveur de S. Exc. le Ministre de l'intérieur, et vous avez nommé M. *Mourgue* et moi membres de cette Commission.

Vous nous avez aussi chargés de vous faire connaître notre opinion sur la réclamation que vous a adressée M. *d'Arcet*, le 14 février dernier, dans laquelle il témoigne son entière confiance en votre justice, relativement à l'invention des appareils à fumigations, aujourd'hui, et depuis leur établissement, les seuls en usage à l'hôpital St.-Louis.

Nous avons cru ne pouvoir pas mieux répondre à votre confiance et préparer plus convenablement votre opinion sur l'objet de la lettre du Ministre, qu'en vous traçant l'historique exact de l'établissement des fumigations sulfureuses, depuis leur introduction dans l'hôpital St.-Louis jusqu'à ce jour.

En 1811, M. *Mourgue*, membre du Conseil chargé de la surveillance supérieure de l'hôpital Saint-Louis, fut frappé du séjour prolongé des galeux dans cette maison, et, par conséquent, des dépenses considérables que coûtait à l'Administration des Hospices le traitement d'une maladie que l'on croit devoir généralement céder à des soins peu prolongés ; M. *Galès*, alors pharmacien en chef de cette maison, lui communiqua l'idée de mettre en pratique les fumigations sulfureuses ; l'essai en fut consenti et commencé en août 1812.

La manière de donner ces fumigations sulfureuses, consistait à chauffer le lit du malade avec une bassinoire remplie de charbons ardens, sur lesquels on jetait du soufre en poudre ; le galeux était mis dans ce lit brûlant, et il s'imprégnait de la fumée dont le lit était rempli. Ce traitement était répété dix à douze fois, et des guérisons assez nombreuses ont eu lieu par cette méthode ; cependant elle n'était pas sans inconvéniens, les draps étaient souvent brûlés, perdus et tachés, de manière à ne pas redevenir blancs ; les couvertures, qui devaient être étroitement serrées sur le malade remis dans son lit, laissaient souvent sortir la vapeur sulfureuse qui incommodait le malade, et répandait dans la salle une odeur désagréable. La poitrine du malade en était péniblement atteinte.

Cette manière d'appliquer les fumigations sulfureuses fut interrompue, et M. *Galès* s'occupa de les rendre applicables par un moyen qui présentât moins d'inconvéniens.

Effectivement, ce pharmacien réussit à faire construire, en 1813, une boîte dans laquelle le malade recevait la fumigation, sans aucun des inconvéniens qui avaient fait abandonner l'usage de la bassinoire. Quelques traitemens de ce genre eurent assez de succès pour appeler l'attention du Conseil général, qui, dans sa séance du 17 mars 1813, ordonna : 1°. que les expériences du traitement de la gale par les fumigations seraient reprises à l'hôpital Saint-Louis; 2°. qu'un Jury, composé de médecins et de chirurgiens, serait formé pour constater l'effet de ce traitement et prononcer définitivement.

Le rapport de ce Jury, en date du 18 mai 1815, fait après deux mois d'expériences suivies et toutes favorables au traitement de la gale par les fumigations sulfureuses, donne des éloges à l'appareil de la boîte, reconnaît néanmoins plusieurs imperfections, et indique quelques améliorations désirables.

Le Conseil général fut alors invité, par celui de ses membres chargé de la surveillance de St.-Louis, et aujourd'hui l'un de vos Commissaires, à faire connaître à M. le Préfet de la Seine, et par lui au Ministre de l'intérieur, l'opinion du Jury sur les expériences faites pour un traitement dont les hôpitaux de France, dont les armées de terre et de mer pourraient tirer un grand avantage. « Quoique, dit-il, ce remède n'ait été employé » qu'avec une machine qui avait besoin de beaucoup de rectifications. »

Le Conseil prit, en conséquence, le 9 juin 1813, un arrêté conforme aux conclusions proposées par M. *Mourgue;* ordonna de plus, qu'un traitement par les fumigations sulfureuses serait établi à Saint-Louis pour les galeux externes, et chargea son président de témoigner sa satisfaction à M. *Galès.*

Le Conseil prit encore, le 14 juillet, un arrêté par lequel tous les galeux, désormais admis dans l'hôpital St.-Louis, devraient être traités par les fumigations sulfureuses et par les soins de M. *Galès.*

Cet arrêté n'eut point son exécution ; M. *Alibert,* médecin de l'hôpital St.-Louis, représenta au Conseil, dans sa séance du 21 juillet, que l'appareil dont on se servait alors était très-imparfait, que les malades qui y étaient exposés aux fumigations n'y recevaient pas seulement le gaz sulfureux, mais encore l'acide carbonique, dont le principe était nuisible, et qu'enfin l'appareil, fût-il ce qu'il était loin d'être, les traitemens par fumigations ne pouvaient être confiés qu'à des médecins habiles, et que M. *Galès* ne réunissait pas les connaissances médicales nécessaires pour opérer ce traitement; le Conseil général, dans sa séance du 4 août suivant, prorogea l'ajournement de l'exécution de son arrêté du 14 juillet.

Nous ne croyons pas devoir vous rappeler, ni la lettre de M. le Préfet, du 13 septembre 1813, qui vous invitait à mettre à la disposition de M. *Galès* quelques salles de l'ancienne Pharmacie centrale, pour y établir un traitement de dartreux par les fumigations, ni votre arrêté du 15, pris en conséquence, puisque les événemens de la fin de 1813 ont fait de cette maison un atelier de fabrication d'armes.

Les choses en étaient dans cette situation; le traitement de la gale par fumigations se poursuivait avec d'autant moins d'activité à St.-Louis, qu'il n'y avait que trois boîtes; que ce nombre était insuffisant pour traiter alors tous les galeux; l'hôpital était d'ailleurs tellement encombré de soldats, que, pendant les six premiers mois de 1814, ils absorbèrent tous les soins.

En août 1814, M. *d'Arcet*, appelé à l'hôpital St.-Louis pour des essais de gélatine et aussi pour donner son avis sur les bains de vapeurs qu'on avait le projet de faire construire dans cette maison, eut occasion de voir les boîtes à fumigations mises en pratique par M. *Galès*. Sollicité de donner son avis sur la construction de ces boîtes, il le donna en physicien et en chimiste; il fit aisément reconnaître que, par la manière dont l'appareil était construit, les gaz mélangés entraient dans la boîte; que le charbon brûlé sur les grilles des fourneaux produisait une grande quantité d'acide carbonique qui pénétrait dans la boîte avec l'azote, l'acide sulfureux et l'air non décomposés; que le tuyau de sortie était beaucoup trop petit dans son rapport avec le tuyau d'entrée, sur-tout en considérant la propriété qu'ont les gaz d'augmenter de volume en se saturant d'eau en vapeur : ce qui arrivait dans la boîte au moyen de la sueur considérable des malades; qu'il résultait de ce défaut de construction que le gaz sortait par tous les joints, au travers desquels il pouvait se faire jour; qu'on était obligé de coller sans cesse sur ces joints des bandes de papier pendant le séjour du malade dans la boîte, de serrer fortement un capuchon autour de son cou; procédés les uns inquiétans, les autres fatigans pour le malade, les uns et les autres inutilement dispendieux; qu'on était dans la presque impossibilité de sortir le malade de la boîte, si dans le cours de la fumigation il s'en trouvait incommodé; que l'air chaud, introduit dans cette boîte, se répandait inégalement et échauffait beaucoup plus les pieds du malade que toutes les autres parties de son corps : inconvénient grave; enfin, que cette cons-

(11)

truction n'était et ne pouvait être applicable qu'à une boîte pour donner une seule fumigation. M. *d'Arcet* ajouta que ces inconvéniens notables seraient facilement évités dans la construction de nouveaux appareils dont il fît lui-même les dessins. Ses projets furent adoptés, les ouvriers de la maison furent mis à sa disposition, et tous les jours il dirigea et suivit ce travail avec le zèle d'un savant dont l'étude de toute la vie est de rendre la science applicable aux arts, et avec le dévouement d'un cœur sensible et généreux, toujours prêt à communiquer le résultat de ses travaux et de ses réflexions, sur-tout lorsqu'il s'agit du soulagement des malheureux.

Deux boîtes simples et une boîte à douze places furent en même temps construites, par les soins de M. *d'Arcet*, à l'hôpital St.-Louis.

Le succès répondit complétement à l'espérance qu'on avait dû en concevoir.

Le membre de la Commission, chargé de l'administration de cette Maison, crut devoir témoigner à M. *d'Arcet*, dans ses deux lettres des 18 novembre et 27 décembre, la satisfaction qu'il éprouvait pour les avantages qu'on obtenait de ces appareils avec lesquels il avait déjà été donné près de 30,000 fumigations.

C'est environ dans ce temps que le même membre de la Commission fut chargé par vous d'écrire à M. *Alibert*, médecin de l'hôpital St.-Louis, pour connaître son opinion sur les effets médicamenteux des bains fumigatoires établis dans cet Hôpital. Ce médecin répondit, le 1er. novembre, « que les appareils en usage alors à St.-Louis n'ont rien de commun avec » cette machine surannée et imparfaite qui y avait d'abord été introduite; » que depuis que l'ingénieux M. *d'Arcet* est parvenu à affranchir ces bains » fumigatoires des émanations suffocantes de l'acide carbonique, et a » trouvé le moyen de séparer et d'administrer tous les gaz dans diverses » proportions, soit isolément, soit collectivement, il ne peut rester aucun » doute sur l'utilité de ce procédé. »

Tel est, Messieurs, l'historique exact des appareils pour les fumigations sulfureuses, depuis leur introduction à l'hôpital St.-Louis en 1812, jusqu'aujourd'hui; les pièces à l'appui constateraient, au besoin, la fidélité de notre rapport.

Il en résulte, 1o. que l'introduction dans les Hôpitaux de Paris des fumigations sulfureuses, est due à M. *Galès*.

2o. Que ses premiers moyens de donner des fumigations par la bassinoire ont été reconnus susceptibles de graves inconvéniens.

3o. Que la boîte qu'il a substituée à ce mode, en 1813, évitant un grand nombre des inconvéniens reprochés à la bassinoire, était un appareil incomplet, d'un service difficile ; qu'il était même dangereux en ce que, dans les applications de la fumigation aux malades, l'acide carbonique restait uni à l'acide sulfureux.

4°. Que, néanmoins, des traitemens faits par ces deux moyens l'ont été avec succès, et ont prouvé la fréquente efficacité des fumigations sulfureuses pour la guérison de la gale et autres maladies.

5°. Que l'appareil complet, dépourvu d'inconvéniens, d'une construction solide et économique ; celui enfin en usage à l'hôpital St.-Louis depuis un an, et qui, depuis son établissement, n'a pas exigé la moindre réparation, est uniquement dû aux dessins fournis par M. *d'Arcet*, qui en a suivi l'exécution.

Les ennemis de M. *Galès* ont répandu dans le public, que l'application des fumigations sulfureuses au traitement de la gale était depuis long-temps connue, et que M. *Galès* n'en était pas l'inventeur ; quoique, dans notre opinion, ce point de fait fût étranger à la question actuelle, nous avons cru devoir le vérifier, et nous avons effectivement reconnu que *Glaubert*, médecin chimiste, a, dans un ouvrage publié en 1659, donné la description d'une boîte fumigatoire, et a prescrit l'usage *des bains à sec* avec le gaz sulfureux pour le traitement de la gale ; que le *Dictionnaire Encyclopédique* de 1753, article *Fumigations*, indique l'usage des fumigations de soufre contre les maladies cutanées ; qu'en 1776, le sieur *Lalouette*, dans un ouvrage qui a pour titre : *Nouvelle méthode de traiter des maladies vénériennes par la fumigation*, donne la description d'une boîte fumigatoire ; qu'enfin les docteurs *Lafite* et *Sedillot* jeune ont fait, en 1805, un rapport à la Société de Médecine sur divers appareils fumigatoires, en usage dans l'établissement des eaux minérales de MM. *Paul Tryaire* et Compagnie, à Paris.

Mais, quelque ancienneté qu'ait pu avoir l'indication des fumigations en général et des fumigations sulfureuses en particulier pour la guérison des maladies cutanées, il n'en est pas moins vrai que cette indication était restée sans exécution, tombée dans l'oubli, et qu'il est dû à M. *Galès* d'en avoir ressuscité l'idée, et d'en avoir fait la première application dans nos Hôpitaux.

Quoique très-probablement, Messieurs, vous trouviez ce rapport déjà bien long, nous vous demandons la permission de vous entretenir encore d'un incident qui, tout étranger qu'il paraisse à l'objet de la lettre du Ministre, pourra vous éclairer dans celui que vous avez le plus à cœur, celui de rendre justice à qui il appartient.

Le 30 juillet 1813, M. *Galès*, sous le nom de *Payard*, fit au Département de l'intérieur la demande d'un brevet d'invention pour une boîte fumigatoire : sa demande fut accueillie le 28 février 1815 , date de la délivrance de ce brevet.

Le 4 novembre de la même année 1815, M. *Galès,* alors sous son propre nom, fit demande d'un brevet de perfectionnement pour le même objet.

La description, exposée dans cette demande, est, à de très-petits changemens entièrement indifférens , la description exacte de l'appareil établi dans l'hôpital St.-Louis par M. *d'Arcet.* Nous devons ajouter que M. *Galès* le consulta, dans les premiers mois de 1815, sur des appareils semblables qu'il fit construire à l'hôtel *Jabach,* et que M. *d'Arcet,* avec sa complaisance ordinaire, lui prêta ses dessins, lui donna des conseils, et suivit même la construction de ces appareils.

Nous tenons ces aveux de la bouche même de M. *Galès;* son honnêteté ne s'est pas refusée à nous les donner, et nous avons mieux aimé les lui devoir, qu'aux renseignemens que nous aurions trouvés abondamment ailleurs, et qui nous auraient appris la même vérité.

Nous expliquons ce tort apparent de M. *Galès* par la certitude qu'il avait que M. *d'Arcet* ne voulait tirer aucun parti lucratif de son invention, et qu'ainsi ses intérêts n'en étaient pas lésés ; et, sous ce rapport, M. *d'Arcet* n'élève aucune plainte.

Il n'en est pas moins vrai que le dernier rapport, fait par la Faculté de Médecine et son Doyen, sur ces boîtes, portait sur celles construites six mois plus tôt à l'hôpital St.-Louis, et non sur celles construites d'après les dessins et les conseils de M. *d'Arcet.*

Ce savant, qui, lors de l'invention et de la construction de ces boîtes, n'a été dirigé par aucun motif d'intérêt personnel, qui n'a eu en vue que celui de la science, de l'humanité, qui a cédé son droit de perfectionnement aux Hôpitaux de Paris, ne réclame pas, comme il en aurait le droit, contre les brevets pris par M. *Galès:* mais il tient à l'honneur de son invention et de ses travaux ; il tient sur-tout à ce que sa propriété soit reconnue par vous, afin de s'en faire un titre honorable dans la carrière qui lui reste encore à parcourir.

Un brevet d'invention ou de perfectionnement n'est, selon nos lois, un titre solide, que s'il n'est pas contesté devant les tribunaux, et celui-ci peut l'être ; s'il n'est pas attaqué, il n'est plus qu'une présomption en faveur de celui qui le possède.

M. *d'Arcet* abandonne cette apparence à M. *Galès* aux yeux du public, d'ailleurs déjà généralement instruit de la vérité; mais il vous demande de vouloir bien vous convaincre , par tous les moyens qui sont à votre disposition, qu'il est le seul inventeur de l'appareil fumigatoire à présent en usage à St.-Louis, et vous prie, après conviction acquise, de lui en donner le certificat. .

Nous terminons ce long rapport en nous reportant à la lettre de S. Exc. le Ministre de l'intérieur et à celle de M. *d'Arcet :* voici l'opinion que nous vous soumettons.

1°. M. *Galès ,* comme ayant le mérite d'avoir introduit dans l'hôpital St.-Louis l'usage des fumigations sulfureuses , dont l'effet fréquemment curatif, et aussi avantageux sous le double rapport de la guérison et de l'économie, nous paraît digne d'une récompense du Gouvernement, qu'il ne nous appartient pas de mesurer; mais nous pensons que le bienfait de ce mode de traitement devant s'étendre sur l'armée de terre et de mer et sur toute la population du Royaume, le Conseil des Hôpitaux ne peut être chargé de cette récompense. La grande diminution que les Hôpitaux ont éprouvée dans leur revenu, et lorsque le prix de toutes les denrées augmente, ne lui en donnerait pas d'ailleurs le moyen.

2°. M. *Galès* est susceptible de jouir de sa retraite; il avait près de 30 années de service au moment où il a quitté les fonctions de pharmacien en chef, sous prétexte de sa santé; sa conduite a toujours été bonne : nous vous proposons donc la liquidation de cette pension.

3°. La place de médecin chargé à St.-Louis des fumigations sulfureuses ne peut lui être accordée : 1°. parce que les médecins de cette maison suivent et doivent suivre, eux-mêmes, l'effet des fumigations ; 2°. parce que M. *Galès* n'a aucune pratique médicale ; 3°. parce que M. *Galès* ayant une ou plusieurs maisons de bains fumigatoires à lui appartenans dans cette ville, nous verrions dans cette propriété un obstacle puissant à ce qu'il fût médecin des Hôpitaux, quand il réunirait les connaissances nécessaires.

4°. Nous pensons que le Conseil doit charger son Président d'écrire à M. *d'Arcet* une lettre dans laquelle il sera reconnu l'inventeur de l'appareil de boîtes fumigatoires en usage à l'hôpital St.-Louis depuis avril 1815. Nous croyons que cette lettre doit exprimer les remercîmens du Conseil pour les services que ce savant a déjà rendus aux Hôpitaux, et qu'il leur rend journellement.

5°. Nous vous proposons de transmettre ce rapport, s'il a votre approbation, à M. le Préfet, qui voudra bien le faire parvenir à S. Exc. le Ministre de l'intérieur.

Signé MOURGUE..

Le Duc DE LA ROCHEFOUCAULD, *rapporteur,*

NOMBRE *des Fumigations données à l'hôpital Saint-Louis, dans les Appareils établis par les soins de M. d'Arcet, en août 1814.*

ANNÉES.	FUMIGATIONS		TOTAL des Fumigations.	OBSERVATIONS.
	Sulfureuses.	Aromatiques.		
1814	4,280	604	4,884	
1815	19,867	1,552	21,419	
1816	20,701	1,578	22,279	
1817	10,595	7,309	17,904	
	55,443	11,043	66,486	

Nota. On a donné, dans les Appareils établis à l'hôpital militaire du Val-de-Grâce, du 1er. mai 1817 au 31 janvier 1818;

SAVOIR :

Fumigations simples..	686
———— alcooliques..	351
———— aromatiques..	274
———— mercurielles.	245
———— d'hydrogène sulfuré.	3,550
	5,106

DÉPENSE.

DÉPENSE.

Les frais de construction d'un appareil à douze places peuvent être évalués à 1500 francs; ceux d'un appareil à une place sont de 350 francs.

Dans l'appareil à douze places on emploie par tournée ou pour douze malades :

Soufre sublimé 190 grammes : { Lesquels, au prix de 72 c. le kilo, reviennent à 13 c. 68 dix^{mes}. : dont le 12e. pour une fumigation est d'un peu plus de 1 c. .....*ci.*   2 c.

ou baies de genièvre 190 grammes : { Lesquels, au prix de 66 c. le kilo, coûtent 12 c. 54 dix^{mes}. : dont le 12e. pour une fumigation est de 1 c.. . ...*ci.*   1 c.

Dans l'appareil à une place on emploie chaque fois pour un malade :

Soufre sublimé 32 grammes : { La dépense est donc, au prix ci-dessus, de 2 c. par fumigation.............................*ci.*   2 c.

ou baies de genièvre 40 grammes : { Même prix que ci-dessus, chaque fumigation coûte 2 c.........*ci.*   2 c.

Les fumigations données dans l'appareil simple avec le cinabre, l'alcool, le benjoin, l'oliban, la myrrhe, le storax, reviennent de 40 à 50 c. par fumigation.

Il faut ajouter à cette dépense les frais de chauffage, qui sont peu considérables; en voici la preuve: en décembre 1817, pour trois mille fumigations, dans l'appareil à douze places et les deux appareils à une place, il a été consommé, bois blanc, 5 stères, au prix de 12 fr., 60 fr.; charbon de terre, 8 hectolitres, à 3 fr. 50 c., 28 fr.; au total 88 fr., ou 3 c. 1/2 par fumigation.

D'après ces données, recueillies avec exactitude, les fumigations administrées avec du soufre sublimé ou des baies de genièvre, coûtent, dans le grand appareil, 4 c., et dans l'appareil à une place 6 c. (1). Comme il est établi que dix fumigations (terme moyen) suffisent pour la guérison complète d'une gale simple, la dépense d'un malade de ce genre revient donc au plus de 40 à 50 c., lorsqu'il est traité par les fumigations *sulfureuses.*

(1) On pourrait diminuer cette dépense en employant du soufre en canon ou même du soufre brut au lieu de soufre sublimé, qui coûte le double et qui ne produit cependant que le même effet.

DESCRIPTION

Des Appareils fumigatoires, construits en 1814 à l'hôpital Saint-Louis, pour y traiter la gale et quelques autres maladies de la peau.

LES appareils dont nous donnons ici la description sont au nombre de deux : le premier à une seule place, le second peut recevoir à-la-fois douze malades ; nous allons commencer par expliquer la construction et l'usage du premier, et nous décrirons ensuite l'appareil à douze places, en entrant dans tous les détails qui seront nécessaires pour bien faire comprendre la conduite et le jeu de cette grande boîte fumigatoire.

PLANCHE 1.

La *fig.* 1 représente le plan d'une boîte fumigatoire à une seule place.

a, Trou rond par lequel sort la tête du malade.

b, c, d, e, Plan du couvercle de la boîte. Ce couvercle s'ouvre à charnière en partant sur la ligne *b d*, jusqu'à ce qu'il vienne reposer sur le montant *f g*, comme on le voit *fig.* 2, *Pl.* 2.

h, Coupe du tuyau par lequel la fumée du foyer, mélangée aux gaz qui sortent de l'appareil, est portée au-dehors de la pièce où se donne la fumigation.

i, k, Tubes d'appel servant à conduire les gaz contenus dans la boîte dans le tuyau *h* du foyer ; les clefs que l'on voit aux tuyaux *h, i, k*, sont destinées à régler le tirage de ces tuyaux.

l, l, Plan des bouchons en tôle qui ferment les deux ouvertures par les-

quelles on jette sur la plaque de fonte chaude *m*, *m*, *fig.* 1 et 2, *Pl.* 2,
les matières que l'on veut réduire en gaz, en vapeurs ou en fumée, pour
les mettre ainsi en contact avec le malade placé dans la boîte. On voit le
détail de la construction de ces bouchons à la *fig.* 7, *Pl.* 3. La *fig.* 5 représente un de ces bouchons garni d'un entonnoir à robinet, dont nous
verrons l'usage plus bas.

Fig. 2. Elévation de l'appareil simple, prise du côté du point *M* de la *fig.* 1.

n, Tampon bouchant l'ouverture par laquelle on introduit la caisse de tôle,
fig. 2, 3 et 4, *Pl.* 3, sur la plaque de fonte *m*, *m*, *fig.* 1 et 2, *Pl.* 2.

o, Porte du foyer qui sert à chauffer la plaque de fonte *m*, *m*, et à élever
ainsi la température dans la boîte au degré où on le désire.

p, Porte du cendrier de ce foyer.

q, Marche pour descendre dans la fosse où se trouve placé le foyer.

r, Sol de la chambre.

i, Elévation d'un des deux tuyaux d'appel destinés à établir un courant dans
l'appareil.

h, Tuyau général donnant issue au-dehors aux gaz sortans de la boîte et à
la fumée qui vient du foyer *z*, *fig.* 1 et 2, *Pl.* 2.

g, Appui contre lequel vient se poser le couvercle de la boîte lorsqu'il est
ouvert comme en *g*, *Pl.* 2, *fig.* 2.

1, Targette de la porte verticale qui ferme le devant de l'appareil, et par laquelle on y introduit le malade ; on en distingue bien la construction
en 1, *fig.* 1, *Pl.* 2.

PLANCHE 2.

Fig. 1. Coupe de la boîte fumigatoire selon la ligne *A B* de la *Pl.* 1, et
vue du point *D* de cette planche ; on y voit la coupe de la grille du foyer *z*,
celle de la plaque de fonte *m*, *m* ; la coupe des deux trous bouchés par les
tampons de tôle *l*, *l*, *fig.* 1, *Pl.* 1, et la coupe de l'ouverture *n*, qui indique
comment on introduit la caisse de tôle sur la plaque de fonte *m*, *m*.

Le tuyau *h* du foyer et les tuyaux d'appel *i* et *k* sont ponctués dans l'intérieur de l'appareil pour faire concevoir leur disposition ; le tuyau *h* s'ap-
puie à collet sur la plaque de fonte *m*, qui est percée à cet endroit, et y reçoit
la fumée du foyer comme on le voit en *m′*, *fig.* 2 ; les tuyaux d'appel se
terminent, au contraire, par un double coude dans la boîte même et un peu
au-dessus du double plancher mobile *x*, *x*, *fig.* 2 ; la partie horizontale de

ces tuyaux d'appel pose sur la plaque de fonte, qui les échauffe et détermine ainsi le tirage au moment où commence la fumigation; on voit plus en grand les détails de cette disposition à la *fig.* 1, *Pl.* 3. Les mêmes lettres indiquent dans cette planche les mêmes objets déjà cités dans la *Pl.* 1 ; nous y reviendrons d'ailleurs à la description de la *fig.* 2.

Fig. 2. Coupe de l'appareil fumigatoire selon la ligne $C\,D$ du plan *fig.* 1, *Pl.* 1 ; cette coupe est vue du point M de cette même figure.

On voit ici comment la fumée du foyer z passe sous la plaque de fonte m, m, l'échauffe et se rend ensuite en m' dans le tuyau de tôle h.

v, v, x, x, Double plancher porté sur des barres de fer; la partie inférieure de ce plancher est formée d'une plaque de fonte x, x; la partie supérieure v, v est en bon bois de chêne bien assemblé; ces deux planchers sont séparés par des traverses en fer, et le tout est boulonné ensemble; de cette manière le feu ne peut pas prendre au plancher de bois v, v, qui est séparé du plancher en fonte x, x par un courant d'air; et le malade posant ses pieds nus sur du bois, n'y éprouve qu'une chaleur agréable.

Ce double plancher est mobile; il ne touche d'aucun côté aux parois de la boîte, et laisse ainsi monter dans l'appareil, de tous côtés, l'air qui s'échauffe en touchant à la plaque de fonte m, m, et les gaz qui se dégagent des substances que l'on jette sur la plaque m, m par les trous l, l, ou que l'on introduit sur cette plaque dans la caisse de tôle S par la porte n.

Pour rendre la température égale, autant que possible, dans toutes les parties de l'appareil, et pour y faire de même affluer également les gaz ou vapeurs que l'on administre en fumigations, il faut avoir le soin d'arranger le plancher mobile de manière que l'espace vide qui existe entre lui et les parois de l'appareil soit d'autant plus petit que l'on s'approche plus du foyer. On voit cette disposition en u et u'.

a', Thermomètre dont la boule est dans l'appareil et l'échelle au-dehors, afin que le malade, placé dans la boîte, puisse voir à quelle température son corps y est exposé.

l, Coupe d'un des trous par lesquels on jette les substances dont se compose la fumigation dans la caisse de tôle S.

y, Fauteuil à roulette servant à introduire les malades paralytiques ou impotens dans l'appareil par la porte qui est en avant, et dont on voit la fermeture en 1, *fig.* 1, *Pl.* 2, et *fig.* 2, *Pl.* 1.

2, 2, Claie en bois à mailles serrées; elle est placée dans le fond de l'appareil et presque verticalement ; elle est destinée à empêcher le malade de se brûler les pieds en les approchant trop près du tuyau *h*, qui chauffe la boîte en donnant passage à la fumée du foyer *z*.

d, e', Ligne ponctuée indiquant la place que prend le couvercle horizontal *d e* de la boîte, lorsqu'il est levé et posé contre l'appui *g*.

k, Communication latérale du tuyau d'appel *k* avec le tuyau général *h*.

De la manière de se servir de l'appareil fumigatoire simple qui vient d'être décrit.

Lorsqu'on veut donner une fumigation au moyen de cet appareil, on opère comme il suit : Nous prenons l'appareil froid en bon état, et nous supposons que l'on veuille administrer une fumigation d'acide sulfureux saturé d'eau en vapeur.

On commence par fermer les clefs des tuyaux d'appel *i* et *k*; on ouvre la clef du tuyau *h*, et on allume le feu sur la grille du foyer *z*; lorsque l'intérieur de la boîte est convenablement échauffé, ce qu'indique le thermomètre *a'*, on introduit alors le malade dans la boîte; on ferme la porte du devant de l'appareil, on abat le couvercle horizontal de manière à faire passer la tête du malade à travers; on lui entoure le cou avec une serviette qui ferme ainsi l'espace vide qui reste entre le cou du malade et les bords du trou *a*; on ouvre les clefs des tuyaux d'appel assez pour que le vide qu'ils produisent dans la boîte n'attire que peu l'air extérieur, et que ce vide soit cependant assez sensible pour que le gaz acide sulfureux ne puisse pas s'échapper de la boîte par les joints, qui se trouvent ainsi, pour ainsi dire, lutés; on introduit alors, au moyen de la petite *main* en fer blanc, *fig*. 6, *Pl*. 3, du soufre ordinaire réduit en poudre, par un des trous *l* dont on enlève le tampon; on referme le tampon; le soufre qui est tombé sur la plaque *m, m*, convenablement chauffée par le feu du foyer *z*, prend feu et produit de l'acide sulfureux qui se répand dans l'appareil en y pénétrant par l'espace vide, qui sépare, comme nous l'avons dit, tout autour et inégalement le plancher mobile *v, v, x, x* des parois latérales de la boîte; le gaz tourbillonne autour du malade, et finit par gagner la partie inférieure de la boîte où il entre dans les tuyaux d'appel *i* et *k*, d'où il est porté dans le tuyau général *h*, qui le jette au-dehors avec la fumée du foyer *z*. Quant à l'eau en vapeur, on en remplit tout aussi facilement l'intérieur de la boîte; pour cela il suffit de substituer au tampon ordinaire le tampon à entonnoir *l'*, *Pl*. 3, *fig*. 5; on l'emplit d'eau, on introduit

-au-dessous, sur la plaque *m*, *m*, par la porte *n*, une caisse en tôle *s*; on ouvre un peu le robinet de l'entonnoir, et on laisse ainsi tomber l'eau goutte à goutte dans la caisse de tôle chauffée convenablement ; l'eau se réduit en vapeur, passe dans l'appareil, se mélange et se combine avec l'acide sulfureux, et produit sur le malade qui y est exposé l'effet demandé. On voit que l'on peut donner par le même moyen toute autre fumigation : mais nous n'entrerons pas ici dans plus de détails ; nous préférons les donner après avoir décrit l'appareil à douze places, parce qu'alors on les comprendra plus facilement.

Lorsque la fumigation est terminée, ou lorsque le malade se sent fatigué et désire sortir de l'appareil, il suffit, pour ne pas répandre d'acide sulfureux dans la chambre, de cesser d'en produire dans la boîte un moment avant la sortie du malade, d'ouvrir les deux trous fermés par les tampons *l*, *l*, de fermer la clef du tuyau *h*, et d'ouvrir au contraire entièrement les clefs des tuyaux d'appel *i* et *k*, la clef du tuyau général *h* étant fermée. Ce tuyau ainsi isolé du foyer demande beaucoup d'air et oblige l'air de la chambre à entrer dans l'appareil par les deux trous *l*, *l* et par toutes les fentes de la boîte ; cet air se mélange à l'acide sulfureux qui est dans l'appareil ; le tout est bientôt entraîné au-dehors par les deux tuyaux d'appel *i* et *k*, et la boîte alors remplie d'air pur, peut s'ouvrir sans crainte de répandre aucune odeur nuisible ou désagréable dans la pièce où se trouve l'appareil.

Description des six Planches 4, 5, 6, 7, 8 *et* 9, *représentant le plan, l'élévation et les coupes de la boîte fumigatoire à douze places.*

PLANCHE 4.

Plan général de l'appareil.

a, Fosse où l'on descend pour mettre le feu sous la poêle de tôle, et pour introduire dans cette poêle les matières que l'on veut réduire en gaz ou en vapeur.

b, *c*, *d*, *e*, Plan de la boîte fumigatoire ; on y voit les douze couvercles avec les douze trous par lesquels sortent les têtes des malades lorsqu'ils sont placés dans l'appareil ; on distingue la disposition des ferrures. La ligne droite qui coupe les six ouvertures qui sont de chaque côté, indique la projection des bancs sur lesquels s'asseyent les malades lorsqu'ils se placent dans la boîte fumigatoire ; on voit en *d* une des rondelles en bois qui servent à élever les malades de petite taille au niveau de la taille moyenne pour laquelle la boîte fumigatoire a été calculée.

e, *f*, *g*, *h*, Plan du tréteau ou appui sur lequel reposent les couvercles de l'appareil lorsqu'ils sont ouverts.

i, *k*, Poêles servant à chauffer également l'intérieur de la boîte ; ces poêles peuvent être garnis, comme on le voit ici, de bains de sable pour y faire chauffer les boissons ou tisanes pour les malades.

l, *m*, *n*, Tuyaux de tôle servant à porter dans la cheminée *p* la fumée des deux poêles *i* et *k*.

o, *q*, Tuyaux d'appel en tôle, destinés à porter dans la cheminée *p* les gaz ou vapeurs sortans de la boîte fumigatoire.

r, *r*, *r*, *r*, Plan des marches au moyen desquelles on monte sur l'appareil, pour y descendre par une des douze ouvertures carrées qui sont pratiquées sur le dessus et qui sont fermées par les douze couvercles à charnières.

S, *S*, Plan du poêle qui sert à chauffer la pièce.

PLANCHE 5.

Élévation générale de la grande boîte fumigatoire, vue de face du point T *du plan, Planche* 4.

b, *c*, Vue de face du coffre où se placent les malades.

u, Porte du foyer destiné à chauffer la poêle en tôle dans laquelle on volatilise, ou l'on brûle les substances que l'on veut donner en fumigations aux malades placés dans la boîte ; la fumée de ce foyer est portée dans la cheminée *p* au moyen d'un conduit qui passe en terre sous l'appareil, et ensuite au moyen du tuyau de tôle *x* qui va se rendre dans la cheminée générale.

v, Porte fermant l'ouverture qui communique à la poêle en tôle dont il vient d'être parlé ; cette porte est munie à sa partie inférieure d'un registre qui se hausse ou s'abaisse à volonté au moyen d'une crémaillère. Ce mécanisme est destiné à introduire au-dessus de la poêle et sur toute sa largeur, une lame d'air également épaisse, plus ou moins forte, et qui doit, pour ainsi dire, lécher les substances qui sont exposées dans la poêle à un degré de chaleur que l'on règle à volonté en faisant plus ou moins de feu dans le foyer qui est au-dessous.

y, Entonnoir muni d'un robinet ; il sert à introduire de l'eau dans la poêle pour l'y réduire en vapeurs et saturer ainsi d'eau les gaz ou vapeurs que l'on veut introduire dans la boîte.

r, *r*, Vue de face des montans de l'estrade qui sert à entrer dans la boîte.

z, *z*, Balustrade qui entoure la fosse *a*.

i, *k*, Poêles ordinaires, destinés à chauffer l'intérieur de la boîte.

e, *f*, Elévation du tréteau qui sert d'appui aux couvercles lorsqu'on les tient ouverts ; c'est à la barre de bois *e*, *f* que l'on attache les numéros d'ordre qui se trouvent répétés à côté de chacun des porte-manteaux auxquels les malades attachent leurs vêtemens, lorsqu'ils se déshabillent pour entrer dans la boîte.

a', *a'*, Thermomètres dont les boules sont engagées dans l'intérieur de la boîte, et qui servent à régler le feu des poêles et à élever la température au même degré dans toutes les parties de l'appareil.

o', *q'*, Conduits en bois qui font *appel* dans la boîte et qui communiquent à la cheminée générale *p* par les tuyaux de tôle *o* et *q* où on règle le tirage au moyen des soupapes à tiroir 2 et 3. Ces *appels* communiquent avec l'intérieur de la boîte fumigatoire par des canaux souterrains qui débouchent aux deux extrémités de la boîte et vers le milieu de sa largeur.

PLANCHE 6.

Appareil vu de côté du point A *du plan général, Planche* 4.

b, *d*, Boîte fumigatoire.

i, Poêle ordinaire ; il y en a un pareil placé à l'autre côté de la boîte, comme l'indiquent les *Pl.* 4, 5, 7, 8.

4, 5, Portes pour entrer dans la boîte lorsqu'on ne veut pas y entrer en montant les marches *r*, *r*, *r*, *r*, et y descendant par un des douze couvercles ; il y a deux autres portes semblables au côté opposé de la boîte fumigatoire.

r, *r*, *r*, *r*, Marches pour monter sur l'appareil et pour y entrer.

z, *z*, Balustrade entourant la fosse où sont les fourneaux qui servent à donner les fumigations.

y, Entonnoir à robinet au moyen duquel on introduit à volonté de l'eau dans la caisse de tôle où se volatilisent les substances dont on compose la fumigation.

h, e, Montant du tréteau ou de l'appui où viennent s'arrêter les douze couvercles de la boîte; lorsqu'on les ouvre, on voit à travers l'arcade qui y est pratiquée, un des deux thermomètres qui servent à régulariser le degré de chaleur dans l'appareil; le second thermomètre est à l'autre extrémité.

S, Poële de faïence qui sert à chauffer la pièce en hiver lorsque les deux poëles de l'appareil ne suffisent pas; le tuyau de ce poële est commun au fourneau dont on voit la porte en *u, Pl.* 5 et 9.

o', Caisse en bois formant pilastre et servant d'appel pour faciliter la sortie des gaz de dedans la boîte fumigatoire; cette caisse communique au tuyau de tôle *o* qui se rend dans la cheminée *p;* 2, représente le bouton de la soupape à tiroir qui sert à fermer plus ou moins l'ouverture de la caisse en bois, et à affaiblir ainsi plus ou moins la force de l'appel.

n, Tuyau dans lequel se réunissent les tuyaux des deux poëles destinés à chauffer l'appareil.

l, Tuyau du poële *k, Pl.* 5, 7 et 8.

PLANCHE 7.

Coupe horizontale de l'appareil fumigatoire suivant un plan passant au-dessous de la couverture et au-dessus des bancs, comme il est indiqué par la ligne E F de l'élévation générale, *Pl.* 5.

Les détails donnés au sujet des planches précédentes suffisent pour bien faire entendre cette coupe; on voit en 6, 6, 7, 7, la place des deux bancs sur lesquels s'asseoient les malades lorsqu'ils se placent dans la boîte.

45, 23 et 24, représentent les coupes des quatre portes par lesquelles on peut entrer dans l'appareil, lorsqu'on ne veut pas y entrer par le dessus en montant sur les marches *r, r, r, r.*

17 et 18, Ouverture des appels *o'q';* ces ouvertures carrées sont recouvertes d'une toile métallique dont nous avons indiqué plus haut l'usage. On voit au plan, entre ces deux ouvertures, les détails des deux tuyaux des poëles qui servent à chauffer l'appareil; et on aperçoit au-dessous de ces tuyaux la boîte en bois, sous laquelle arrivent les gaz dont se compose la fumigation. On a en outre ponctué, dans le dessin, toutes les constructions qui se trouvent placées au-dessous du sol : l'inspection des autres planches les fera comprendre facilement.

(25)

PLANCHE 8.

Fig. 1. Coupe verticale de la boîte fumigatoire suivant la ligne *A B* du plan général, *Pl.* 4. Nous ne parlerons ici que des détails particuliers à cette coupe; les autres se trouvent suffisamment expliqués dans la description des *Pl.* 4, 5, 6.

l, l, l, indiquent la ligne brisée que parcourent les tuyaux du poêle *k* avant d'arriver au tuyau général *n*.

m, m, m, indiquent la position du tuyau du poêle *i*.

Le tuyau du poêle *i* pénètre en 20 dans le foyer du poêle *k;* mais il est bouché par un tampon en tôle, qui ne s'enlève que lorsqu'on veut nettoyer les tuyaux. Cette opération se fait alors simplement en y passant du poêle *i* au poêle *k*, d'abord un petit boulet avec une corde, et ensuite, au moyen de cette corde, une brosse rude, etc.

Il en est de même pour le tuyau de l'autre poêle qui pénètre en 19 dans le poêle *i*, et qui se nettoie par le même moyen.

15, 16. Indication des deux canaux souterrains qui s'ouvrent dans l'appareil en 17 et 18; les gaz pénètrent par ces ouvertures 17 et 18 dans les canaux 16 et 15, passent de là dans les caisses en bois formant pilastres *q′o′*, et vont se rendre par les tuyaux *q* et *o* dans la cheminée générale *p*. On voit en 14 comment ces deux tuyaux *o* et *q* sont recourbés en en haut pour que le tirage ne soit pas gêné.

L'ouverture des canaux souterrains 15 et 16 ne se fait dans la boîte qu'un peu au-dessus du sol, comme on le voit en 17 et 18, afin qu'en balayant dans la boîte, les ordures ne tombent pas dans ces canaux, qui sont en outre recouverts d'une toile métallique, pour empêcher un linge qui tomberait dessus de s'y enfoncer et d'en boucher l'ouverture.

10, Coupe du canal souterrain qui conduit, dans l'appareil, les gaz qui se dégagent dans la caisse en tôle où se réduisent en vapeur les substances destinées à donner la fumigation; ce canal aboutit au centre de l'appareil sous la caisse renversée 8, 8, et dont on voit les détails *fig.* 2 et 3.

11, Coupe du canal souterrain, qui conduit dans la cheminée générale la fumée du fourneau dont on voit la porte en *n*, *Pl.* 5 et 9.

fig. 2, 8, 8, Plan d'une boîte en bois sans fond, dont on voit la coupe en 21, *fig.* 3. Cette boîte se pose à terre le côté ouvert; en bas le dessus est percé

d'un grand nombre de trous inégaux , très-petits vers le milieu de la
longueur de la boîte , et allant toujours en s'agrandissant à mesure
qu'ils se rapprochent des deux extrémités, comme l'indique la *fig.* 2 ;
on voit en 8, 8, *fig.* 1 , que cette boîte se pose en long dans l'appareil
fumigatoire. Nous verrons dans la planche suivante comment elle y est
disposée.

PLANCHE 9.

Coupe transversale de l'appareil fumigatoire selon la ligne *CD* du plan
général, *Pl.* 4. Nous ne parlerons ici que des détails dont on n'a pas fait
mention dans la description des planches précédentes ; nous renvoyons les
lecteurs à la description de ces planches, pour éviter des répétitions longues
et fatigantes.

6 et 7, Bancs qui sont placés à droite et à gauche de la boîte fumigatoire
dans toute sa longueur ; ils servent à asseoir les douze malades qui sont
exposés ensemble à la fumigation. Les malades qui sont de tailles inégales
se placent tous à la même hauteur, en mettant sur les bancs des rondelles de bois de différentes épaisseurs, et en s'asseyant dessus ces rondelles. On voit ici comment les malades sont placés dans l'appareil lorsqu'on leur donne la fumigation.

9, Caisse en tôle où se mettent les substances qui doivent servir à donner
la fumigation ; on les y introduit par la porte *u*, dont nous avons déjà
donné la description détaillée en décrivant la figure de la *Pl.* 5.

10, Canal souterrain qui porte les gaz et les vapeurs de la caisse 9 dans
l'appareil fumigatoire sous la caisse en bois , qui est ouverte par en bas
et percée à la partie supérieure de trous inégaux. On voit en 8 la disposition de cette caisse et la manière dont le canal vient s'y rendre. Ce
canal peut être prolongé à volonté jusqu'en 13, en enlevant la cloison 22,
pour y introduire, par le côté, de l'eau en vapeur ou toute autre substance
vaporisée qui serait jugée nécessaire pour le traitement des malades
placés dans l'appareil.

12, Foyer où se fait le feu qui sert à chauffer, et même à porter à la chaleur
rouge, lorsqu'il en est besoin, la caisse de tôle qui est placée au-dessus ;
ce fourneau se change par la porte *u*.

11, 11, Canal souterrain servant de cheminée au fourneau que l'on voit
en 12 ; la fumée du fourneau suit ce canal, passe à travers le poêle *S* où

elle se brûle; et les gaz qui en proviennent se rendent dans la cheminée générale p, par le tuyau X du poêle S.

n, Tuyau général des deux poêles qui servent à chauffer l'appareil; on voit qu'il se termine par un coude placé dans la cheminée p, afin d'en rendre le tirage facile.

k, Un des poêles destinés à chauffer l'appareil : il est vu par-derrière; on voit en avant la coupe des tuyaux croisés des poêles i et k.

De la manière de faire usage de la boîte fumigatoire à douze places, et des différentes fumigations que l'on peut y donner.

Nous supposons tout en bon état, les fourneaux et les poêles de l'appareil sans feu, et tout préparé pour recevoir les malades et commencer l'opération.

Supposons que l'on veuille donner une fumigation d'acide sulfureux: on ferme les registres 2 et 3, qui sont placés aux tuyaux d'appel o' et q'; on allume du feu dans le poêle de faïence S, ou dans le fourneau 12, dont la porte est en u dans la fosse en planches 5 et 9. L'air s'échauffe et se dilate dans le tuyau x et dans la cheminée p; le tirage s'établit, oblige l'air extérieur à pénétrer dans la boîte par toutes les ouvertures, et détermine les différens courans d'air dont nous parlerons plus bas.

On allume alors sans peine les deux poêles i et k, destinés à chauffer l'intérieur de la boîte fumigatoire; lorsque la chaleur est répandue également dans l'appareil, et qu'elle est portée au degré convenable, on fait déshabiller les douze malades qui attachent leurs habits aux porte-manteaux placés autour de la chambre, et qui portent les numéros 1, 2, 3, 4, 5, etc. Les douze numéros correspondent à tous ceux qui sont portés sur les billets d'entrée donnés aux malades, et aux pareils numéros qui se trouvent placés au-dessus de chaque couvercle de l'appareil. Chaque malade peut ainsi facilement trouver sa place dans la boîte fumigatoire, et reprendre sans peine ses habits lorsqu'il en sort (1). On introduit les douze malades dans l'appareil en les y faisant entrer, soit par-dessus en ouvrant les douze couvercles

---

(1) On peut, si l'on veut, soumettre les habits des malades à l'action de l'acide sulfureux, pendant le temps que les malades sont placés dans la boîte : pour cela, il suffirait d'introduire dans une armoire les vapeurs sortant de l'appareil, et d'y placer les habits des malades.

4 *

à charnières, soit par les quatre portes qui sont pratiquées à ses deux extrémités.

Les douze malades s'asseyent sur les bancs 6 et 7, *Pl.* 7 et 9, en ayant soin de mettre sous eux, s'ils sont trop petits de taille, une ou deux rondelles de bois destinées à les élever à la hauteur moyenne pour laquelle les dimensions de l'appareil ont été calculées. On abaisse les douze couvercles à charnières, en faisant passer la tête de chaque malade à travers le trou qui est au centre de chaque couvercle, et on lui entoure le cou avec une serviette déployée, qui sert à fermer la partie du trou qui reste ouverte à l'entour du cou du malade (1). On continue le feu dans les poêles i et k pour entretenir la température intérieure constamment au même degré; on ouvre alors la porte V, *Pl.* 5 et 9 du fourneau, où se mettent les substances que l'on veut administrer en fumigation; on y met du soufre ordinaire en poudre. On referme la porte V, et au moyen de la crémaillère dont il est parlé à la description de la *Pl.* 5; on élève un peu le registre qui est placé vers le bas de cette porte, et on introduit ainsi sur le soufre en combustion une lame d'air plus ou moins forte pour en opérer la combustion d'une manière convenable au but que l'on se propose dans le même moment; on entr'ouvre les registres à tiroirs 2 et 3, placés aux appels $o' q'$, *Pl.* 5 et 8, et on établit ainsi un courant à travers l'appareil. L'acide sulfureux qui se produit dans la caisse de tôle 9, *Pl.* 9, passe avec l'air non décomposé, et par le canal souterrain 10 arrive en 8 sous la caisse de bois renversée, et dont le dessus est percé de trous inégaux, comme nous l'avons dit à la description de la *Pl.* 8. Le gaz sulfureux remplit cette espèce de réservoir, et n'en peut sortir qu'en passant par les trous du couvercle, qui, par leurs diamètres inégaux, répandent également le gaz sulfureux dans toutes les parties de l'appareil. Les gaz tourbillonnent dans la boîte, entourent les malades, agissent sur eux, et sont ensuite entraînés par les appels, qui font le vide dans la boîte, vers les ouvertures 17 et 18, *Pl.* 7 et 8, d'où ils passent dans les appels $o' q'$ et dans les tuyaux o et q, qui les portent dans la cheminée générale p.

Les appels $o' q'$ servent donc : 1°. à établir un courant dans la boîte; 2°. à favoriser ainsi la production des gaz ou des vapeurs dans la caisse de tôle 9,

---

(1) Si l'on voulait soumettre la tête du malade à l'action de la fumigation, il faudrait substituer à la serviette dont nous parlons, un capuchon en cuir cloué sur le couvercle, et qui se fixerait autour du visage du malade, au moyen d'un ruban à boucle, de manière à lui laisser la face seule exposée à l'air atmosphérique.

Pl. 9; 3°. à emporter au-dehors ces mêmes vapeurs, lorsqu'elles ont agi sur la peau des malades, et qu'elles sont saturées de la sueur abondante qu'ils perdent.

4°. A faire affluer dans la boîte de nouvelles vapeurs qui y viennent remplir le même but.

Ces appels servent en outre à luter tous les joints de la boîte, et à empêcher les gaz d'en sortir par les fentes des portes et des couvercles, et de vicier ainsi l'air pur que l'on doit respirer dans la pièce où se trouvent les appareils garnis de malades et d'autres malades qui attendent leur tour. Cet effet, qui a été complétement produit, est sans contredit le plus grand avantage que présente l'appareil fumigatoire que nous décrivons. Dans les boîtes construites avant celle-ci, on étoit obligé, pour empêcher les gaz de sortir par les fentes et de gêner la respiration des malades, de coller du papier sur tous les joints de l'appareil lorsque le malade y étoit placé; ce qui, en cas d'accident, devenait gênant et souvent même dangereux, et qui d'ailleurs pouvait nuire au malade, en lui inspirant des craintes et en attaquant ainsi son moral. Dans l'appareil à douze places, les gaz ne peuvent pas s'échapper de la boîte : ils y sont constamment retenus. Cet effet est produit très-simplement, et juste au degré où on le veut, par le seul moyen des appels o' q', dont on règle le tirage en ouvrant plus ou moins les registres 2 et 3, *Pl.* 5 et 8. Si ces appels demandent plus d'air qu'il n'en peut entrer par la fente horizontale ouverte au bas de la porte *V*, *Pl.* 9, il est évident que l'air de la chambre doit pénétrer dans l'appareil par toutes les autres fentes, pour aller fournir aux appels et rétablir ainsi l'équilibre qu'ils tendent toujours à détruire. On voit qu'en réglant bien le jeu de ces appels, on peut à volonté luter pour ainsi dire tous les joints de l'appareil; c'est ce qui arrive lorsqu'on n'ouvre les registres 2 et 3 que juste ce qu'il faut pour que les gaz ne sortent pas de la boîte par les fentes des portes et des couvercles. Si on faisait le contraire, les gaz sortiraient dans la pièce, ou l'air de la pièce entrerait dans l'appareil : deux écueils également à éviter, puisque, dans le premier cas, les malades respirent des gaz délétères, et que, dans le second, ils souffrent dans la boîte des courans d'air froid qui s'y établissent.

On s'est servi de ce même moyen pour pouvoir impunément ouvrir entièrement un des douze couvercles de la boîte; pour cela il suffit de fermer la fente de la porte *V*, *Pl.* 5 et 9, d'ouvrir tout-à-fait les registres 2 et 3, et d'enlever doucement un des couvercles de la boîte fumigatoire. Ces deux appels o' q' tirent de l'appareil tout l'air qui y pénètre par l'ouverture dont on a enlevé le couvercle, et qui, se précipitant dans la boîte, empêche les gaz d'en sortir.

Cet arrangement a procuré le grand avantage de ne jamais interrompre le jeu de l'appareil tant qu'il y a des malades à traiter. Lorsqu'un des malades se sent fatigué, ou qu'il est resté exposé le temps convenable à la fumigation, on prend les précautions qui viennent d'être indiquées; on ouvre le couvercle de la place où il se trouve, il sort de la boîte, et est remplacé par un nouveau malade, et cela sans arrêter la fumigation et sans répandre la moindre odeur dans la pièce. Lorsque le nouveau malade est placé, on referme convenablement les registres des appels, on rouvre la fente de la porte V, et on reprend le service comme il a été décrit plus haut.

Nous terminerons cette description en indiquant les différentes fumigations que l'on peut administrer au moyen de cet appareil.

On peut donner, 1°. des bains d'air sec et chaud; 2°. des bains d'air chaud et saturé de vapeur d'eau; 3°. des bains d'acide sulfureux ou de tout autre acide, sec ou saturé d'eau; 4°. des bains d'hydrogène sulfuré de vin vaporisé et de soufre en vapeur, etc.; 5°. des fumigations mercurielles, aromatiques, spiritueuses, etc., en un mot, on peut y administrer facilement toutes les vapeurs et tous les gaz pris un à un, ou mélangés deux à deux, trois à trois, quatre à quatre, etc.

Nous n'entrerons pas dans de plus grands détails à cet égard, parce que les manipulations nécessaires pour produire ces effets sont familières aux pharmaciens, qui doivent être spécialemeut chargés de préparer ces différens bains ou ces fumigations, et de les administrer aux malades d'après l'ordonnance et sous la surveillance des médecins.

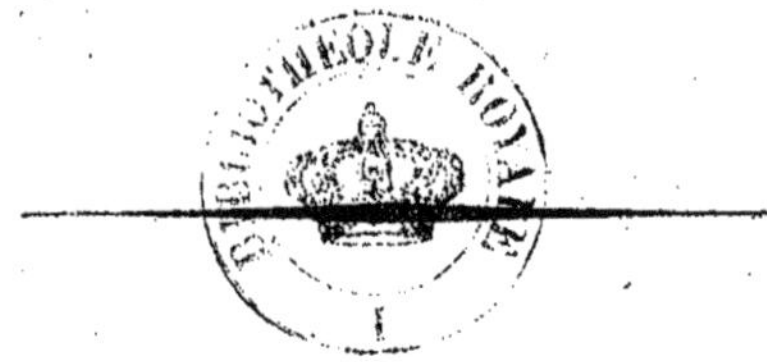

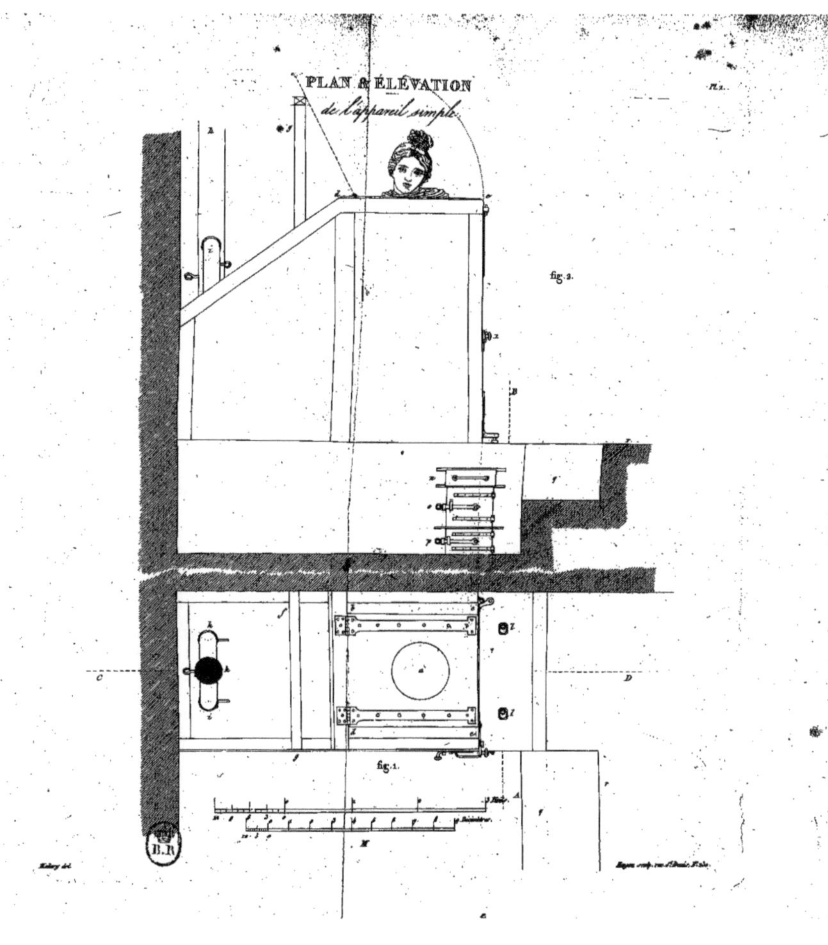

PLAN & ÉLÉVATION
de l'appareil simple.
fig. 2.
fig. 1.

COUPES
De l'appareil simple, suivant AB et CD.
fig. 1. 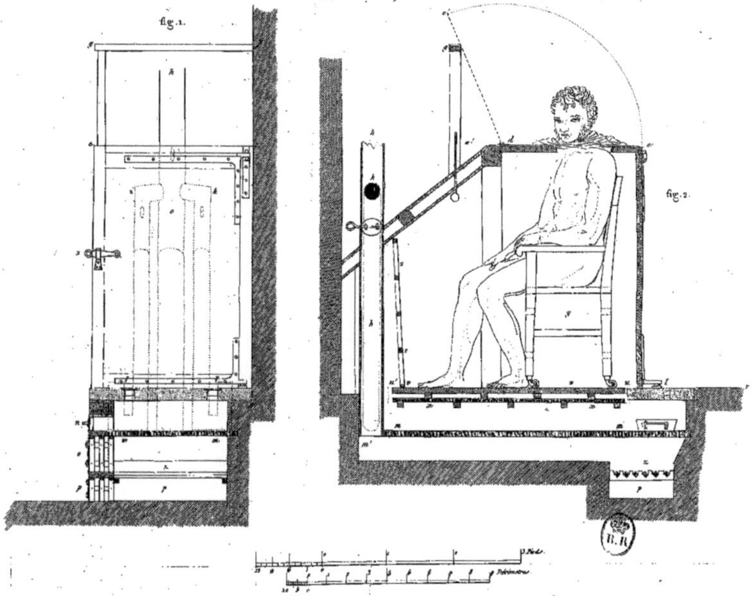
fig. 2.

DÉTAILS
De l'appareil simple.

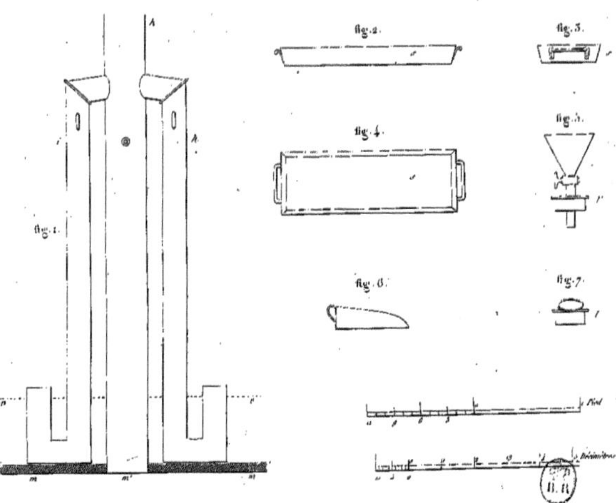

Maheux del.

Bayot sculp. rue St Denis, N° 25.

PLAN GÉNÉRAL

et indications des différentes coupes verticales d'un appareil à 12 places.

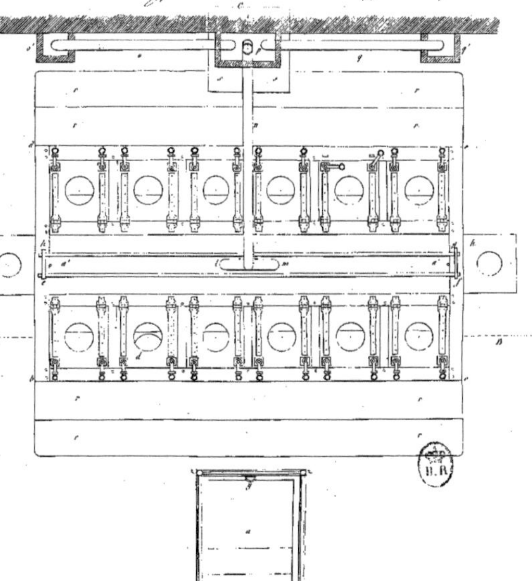

ÉLÉVATION GÉNÉRALE

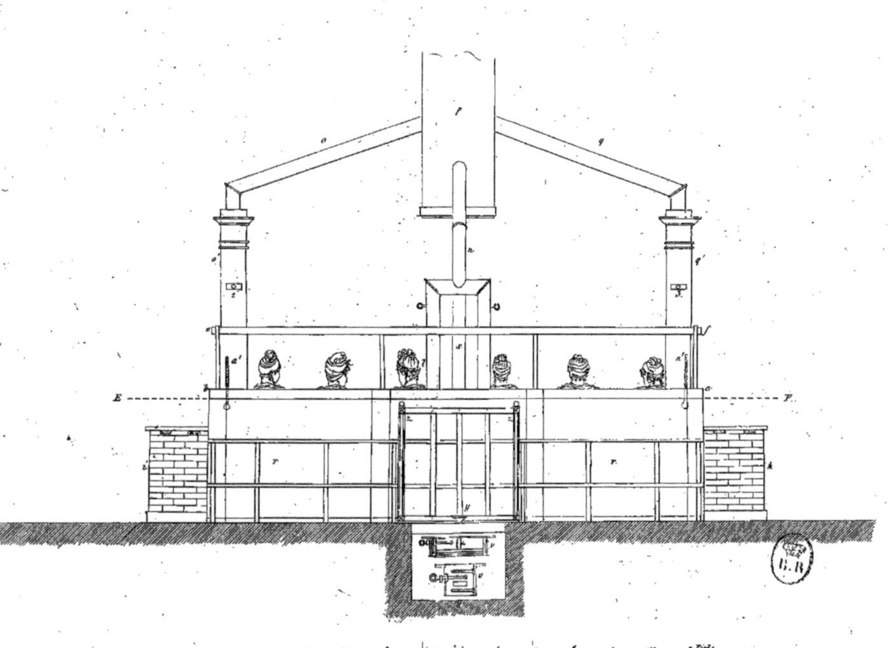

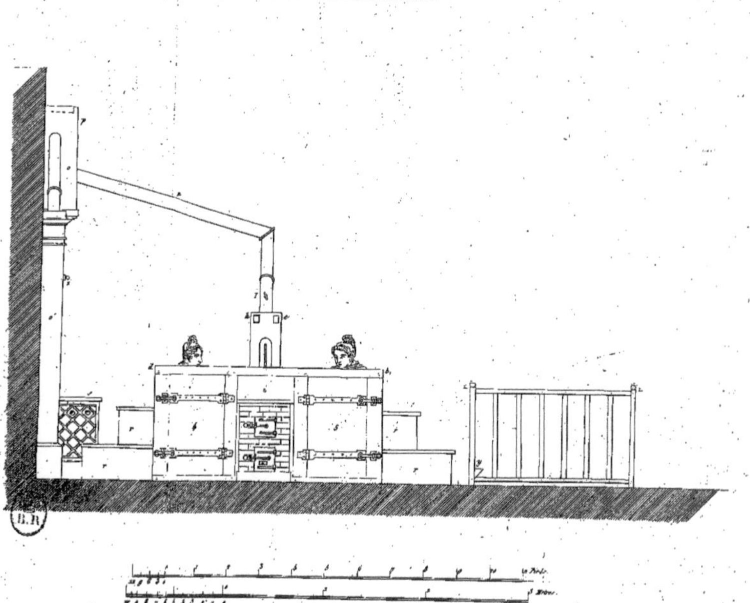

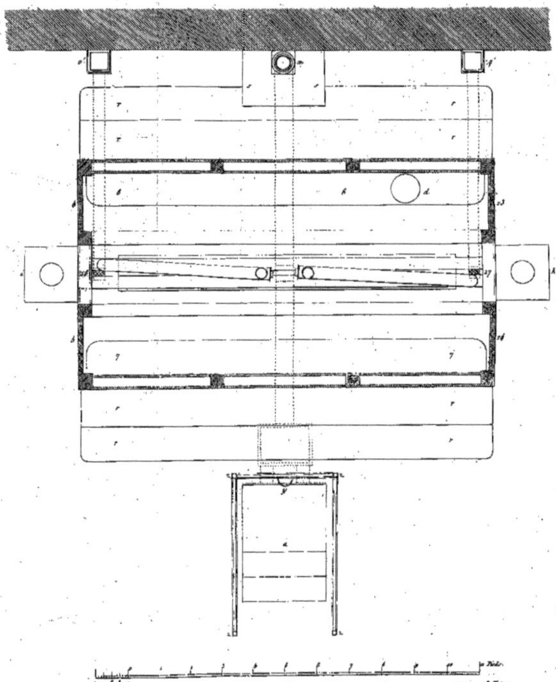

COUPE HORISONTALE
à la hauteur E F
Pl. 7
Malary del.
B. R.
Hayeu sculp. rue St Denis, N° 74.

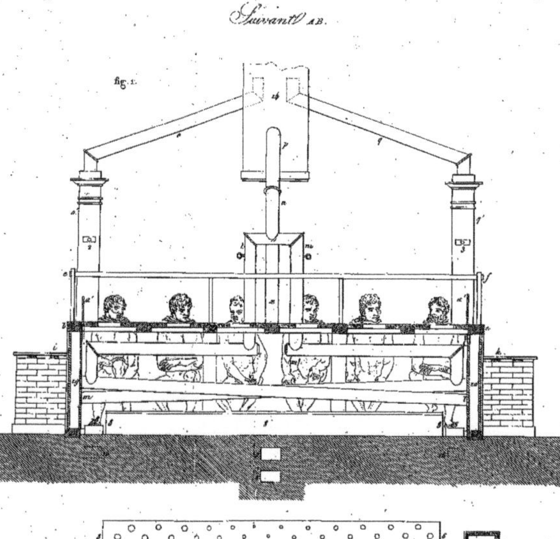

COUPE
Suivant AB.
fig. 1.
fig. 2.
fig. 3.

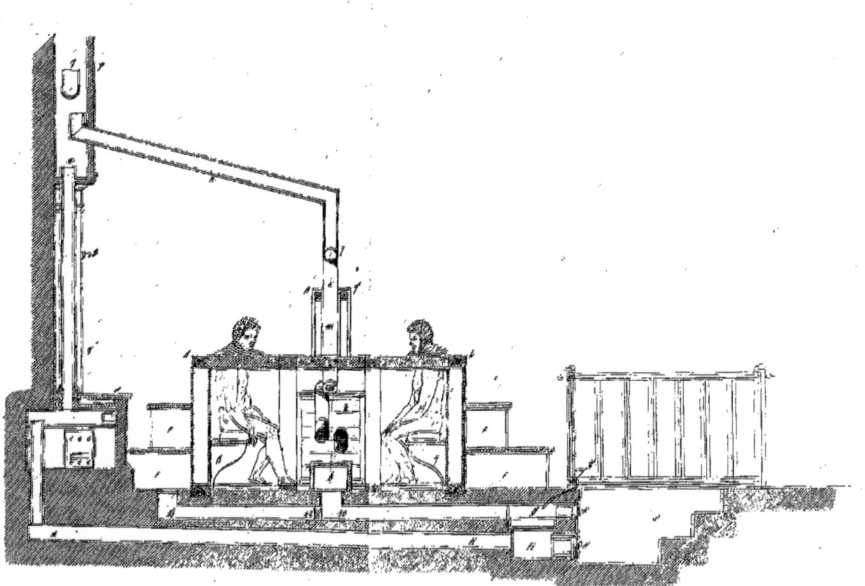
COUPE
Suivant la...
Fig.

www.ingramcontent.com/pod-product-compliance
Ingram Content Group UK Ltd.
Pitfield, Milton Keynes, MK11 3LW, UK
UKHW021007120726
13693UKWH00004B/1836